AF298154

L'INFECTION PURULENTE

ET DE

L'INFECTION PUTRIDE,

A LA SUITE DE L'ACCOUCHEMENT,

Par V.-A.-A. DUMONTPALLIER,

Docteur en Médecine de la Faculté de Paris,
Interne en Médecine et en Chirurgie des Hôpitaux et Hospices civils de Paris,
Lauréat des Hôpitaux (Concours des Prix 1853 et 1856),
Médaille du Choléra 1854,
Élève de l'École Pratique,
Membre de la Société Anatomique.

PARIS.

RIGNOUX, IMPRIMEUR DE LA FACULTÉ DE MÉDECINE,
rue Monsieur-le-Prince, 31.

1857

A M. LE PROFESSEUR VELPEAU.

DE L'INFECTION PURULENTE

ET

DE L'INFECTION PUTRIDE,

A LA SUITE DE L'ACCOUCHEMENT.

Ce n'est point sans une certaine timidité que j'ai rédigé ce travail. Je ne me suis point dissimulé combien le titre seul de ma thèse pourrait soulever d'objections sérieuses, et j'ai compris que traiter de l'infection putride et de l'infection purulente, comme suites de couches, c'était toucher à de grandes questions médicales.

Loin de moi l'idée de nier la fièvre puerpérale ; pour nier une doctrine aujourd'hui si bien accréditée et si fortement appuyée, il me faudrait une conviction, une autorité, que l'expérience et l'âge ne m'ont point données. J'ai appris de bonne heure, grâce aux savantes leçons d'un maître plein d'expérience, à me défier des premières impressions ; j'ai appris à me renfermer dans une sage réserve scientifique ; et si les leçons du maître n'avaient pas suffi, l'histoire de la médecine, le bouleversement des théories médicales, m'auraient bientôt enseigné combien il faut de prudence et de sagesse dans nos opinions pour ne pas être exposé à rejeter le lendemain une croyance que l'on avait acceptée la veille.

Nous croyons donc qu'à certaines époques, les pauvres femmes sont soumises à un génie épidémique qui doit leur faire redouter d'être mères. Ce génie nous est inconnu, même dans ses causes déterminantes. Il peut frapper ses coups en toutes saisons, en tous lieux ; ses formes sont variées, mais les coups qu'il porte sont presque toujours mortels. Cette entité morbide a reçu le nom de *fièvre puerpérale*, et M. P. Dubois, dans le tome XXVI du *Dictionnaire de médecine*, en a donné (en 1842) une description, qui a servi de modèle à la plupart des relations faites, depuis cette époque, sur les différentes épidémies de fièvre puerpérale.

A côté de cette fièvre puerpérale si meurtrière, se trouvent deux états morbides graves, qui sont également à redouter pour les nouvelles accouchées ; nous voulons parler de l'infection putride et de l'infection purulente. Nous croyons en effet que, dans un certain nombre de cas, l'utérus peut être le point de départ d'une infection générale, d'une altération des liquides. Cette altération du sang peut être due à une phlébite utérine, à une suppuration trop abondante du cercle placentaire, à la putrescence, au ramollissement, à la gangrène des parois de la matrice.

La plaie qui résulte du décollement du placenta ne peut-elle pas être comparée à une plaie ordinaire, ne peut-elle pas aussi devenir le point de départ d'une infection générale ? Peut-être m'objectera-t-on que cette plaie placentaire doit être rangée dans la classe des plaies par arrachement, c'est-à-dire parmi les plaies qui sont le moins souvent compliquées d'infection putride ou purulente.

Le décollement placentaire, à la vérité, qu'il soit spontané ou aidé par la traction sur le cordon, donne lieu à une plaie dont la surface offre des traces évidentes de tissus déchirés, arrachés, les uns appartenant au tissu utérin ; les autres aux cotylédons placentaires. Cependant cette plaie ne peut être comparée à une plaie par arrachement, parce que les veines utérines diffèrent par leur structure des veines d'un membre, par exemple. Ces dernières offrent trois tuniques distinctes et ne sont maintenues dans leurs rapports que par un tissu cellulaire lâche ; elles peuvent, après avoir été tiraillées et rompues, revenir sur elles-mêmes et trouver dans la violence même de la traction un obstacle à l'hémorrhagie. Tandis que les veines utérines, sculptées, pour ainsi dire, dans le tissu de l'organe, n'offrent qu'une membrane interne, la tunique moyenne étant remplacée par le tissu musculaire de l'organe; aussi, dans les cas où le retour de la matrice ne s'effectuera pas après l'accouchement d'une façon continue et progressive, les veines dilatées et béantes laisseront couler une grande quantité de sang veineux.

Ce retour physiologique de la matrice sur elle-même peut ne pas avoir lieu; il y a alors inertie de l'organe complète ou incomplète. Cette inertie se remarque souvent à la suite d'une extrême lenteur ou d'une extrême rapidité de l'accouchement; dans l'un et l'autre cas, le travail a été irrégulier. Si le travail a duré trop longtemps, l'utérus s'est fatigué, il a épuisé pour un temps variable sa puissance contractile; si le travail s'est fait avec trop de rapidité, il arrive que l'utérus, qui avait mis un excès d'action dans de violentes contractions, tombe pour ainsi dire dans une espèce d'abattement. Le palper abdominal, pendant et après l'accouchement, fait parfaitement saisir ces différences dans les contractions de la matrice.

Nous venons de voir que l'hémorrhagie après l'accouchement était la conséquence de cette inertie utérine, qui laisse béants les sinus vasculaires; mais, si cette atonie utérine vient à se montrer quelques heures ou quelques jours après l'accouchement, sous l'influence d'une métrite, par exemple, ou de toute autre cause qui nous échappe, on n'aura plus à craindre l'hémorrhagie, parce que l'afflux du sang vers la matrice est moins considérable; mais alors des matières putrides, les lochies, en contact immédiat avec les sinus béants, pourront être absorbées et donner lieu à une infection putride, ou bien elles deviendront la cause d'une phlébite utérine, d'une sécrétion purulente, et du passage du pus dans le sang: alors l'infection purulente.

Nous avons observé des infections putride et purulente chez la nouvelle accouchée, voyons ce que l'historique de la question pourra fournir de faits et d'arguments à l'appui de notre thèse.

Hippocrate, si nous consultons la thèse de M. Sédillot, a décrit toutes les maladies qui peuvent atteindre la femme récemment accouchée; pour le père de la médecine, la suppression des lochies est la cause de toutes les maladies.

Galien, Aetius et Paul d'Égine, disent tous les dangers coûrus par la femme lorsqu'il y a inflammation de l'utérus et suppression des lochies, ou lochies très-fétides et de mauvaise couleur.

Albucasis est le premier qui attira l'attention sur les accidents graves que peut déterminer la rétention du placenta et des membranes.

Mercatus (*Mercati operum*, t. III, *de Muliebr. affect.*, lib. IV, cap. 4, 7, 8, 10) indique, d'après Hippocrate, la rétention des secondines comme étant la cause d'accidents graves; il dit que la rétention des lochies peut occasionner toutes les maladies aiguës, et *décrit l'inflammation de la matrice, qu'il fait dépendre d'un travail laborieux.*

De plus, Mercatus prétend qu'on doit regarder comme particulière aux femmes en couches la *fièvre très-meurtrière* qui se déclare lorsque les lochies retenues dans la matrice deviennent *putrides* ou *purulentes.*

Nous reviendrons, à l'article *Étiologie*, sur ce passage de Mercatus et sur la recommandation qu'Ambroise Paré fait aux femmes qui viennent d'être délivrées de bien se garantir du froid; cet auteur attribue à l'introduction du froid dans la matrice la suppression des vidanges, etc., etc.

Schenk dit avoir trouvé du pus dans les parenchymes des femmes mortes à la suite de couches. Cette remarque est très-importante, parce qu'elle établirait que Schenk avait eu occasion de reconnaître des *abcès métastatiques* chez des femmes mortes en couches.

Zacutus Lusitanus, après avoir adopté l'opinion d'Hippocrate, de Galien et de Celse, sur la suppression des lochies, décrit la métrite, et ajoute qu'il a noté la pleurésie chez les nouvelles accouchées (*Praxis hist.*, t. II, lib. III, cap. 19).

Tulpius joint aux causes des maladies de la femme l'extraction forcée du placenta, et dit avoir observé l'inflammation du bas-ventre ; il rapporte l'observation d'une femme morte à la suite d'épanchement de pus dans le ventre (*Obs. med.*, lib. II, p. 4).

A. Petit, après avoir décrit l'inflammation de la matrice, insiste sur les lochies puriformes, et est le premier qui attira l'attention sur les maladies laiteuses ; il dit avoir observé une péripneumonie laiteuse. Nous savons aujourd'hui ce qu'il faut penser des maladies laiteuses.

Mauriceau redoute la mort pour la femme dont les vidanges sont supprimées ou seulement insuffisantes ; et, pour donner plus de valeur à son observation personnelle, il rappelle ce passage d'Hippocrate (lib. *de Natura puer.*) : « Si enim non purgetur mulier a purga- « tionibus partus, morbus magnus ipsam corripiet et vitæ periculum « incurret, nisi cito curetur » (Mauriceau, *Mal. des femmes en couches,* ch. 10, p. 416).

Puzos, après Mercurialis, qui le premier avait eu la pensée que la déviation du lait pouvait déterminer de graves accidents (*de Morb. muliebr. circa partum*), revient sur cette déviation laiteuse, et *fait circuler le lait dans le sang*, ce qui rend compte de différentes relations de fièvres malignes, avec dépôts laiteux dans les cavités séreuses et les parenchymes.

En 1746, dans une épidémie qui eut lieu à Paris, Colles de Villars et Fontaine observèrent un certain nombre de fièvres puerpérales en ville et à l'Hôtel-Dieu ; ils ont noté dans leurs observations un lait caillé sur la surface externe des intestins, un épanchement de sérosité laiteuse dans la cavité abdominale, l'inflammation de la matrice, et des grumeaux de sang corrompus dans cet organe : de plus, ils ont noté des ovaires transformés en poches purulentes.

Je ne suis entré dans ces détails historiques que pour rappeler l'importance que les observateurs d'autrefois accordaient à la rétention et à la suppression des lochies, et attirer l'attention sur ces dépôts laiteux qui n'étaient que des dépôts purulents dans les cavités séreuses et les parenchymes. Aujourd'hui la plupart des auteurs relatent ces différentes suppurations ; mais ils paraissent n'accorder aucune attention aux lochies supprimées, fétides ou purulentes.

J'ai hâte d'arriver à une autre époque, datant de 1775 jusqu'à ce jour, où quatre doctrines principales se trouvent en présence :

1° La maladie que l'on décrit sous le nom de *fièvre puerpérale* est-elle une fièvre, une entité morbide, à formes variées (Dubois, Trousseau)?

2° Est-elle seulement une péritonite, une métro-péritonite, comme le veulent John Hunter, 1775, Pinel et Gasc, 1801, Baudelocque, 1830 ?

3° Est-elle une infection purulente ayant pour point de départ la matrice, et débutant souvent par une phlébite utérine (Dance), par une phlébite et une lymphangite utérines (Tonnelé), ou par une lymphangite purulente, comme paraissent l'établir quelque observations de M. Botrel ?

4° La fièvre puerpérale est-elle une fièvre purulente semblable à celle des amputés (Tessier), ou une pyoémie des femmes en couches (Voillemier)?

5° *Enfin, dans un certain nombre de cas, la fièvre puerpérale n'est-elle pas une infection putride ayant son point de départ dans l'utérus?*

1° La fièvre puerpérale, telle qu'elle a été décrite par M. Dubois, est généralement adoptée. C'est une fièvre épidémique ou endémique, à forme différente suivant la prédominance de certains symptômes ; là une fièvre puerpérale inflammatoire ou bilieuse ; tantôt, et c'est la plus grave, une fièvre puerpérale typhoïde. Enfin il est des épidémies sur lesquelles retentit la constitution médicale de l'année ou de la saison : telle sera la forme pectorale, parce qu'on aura presque constamment observé des accidents du côté de la plèvre ou des poumons (Charrier, 1854); telle autre, de forme in-

testinale,. diarrhéique; parce que le tube intestinal aura principalement été affecté (Lasserre., thèse inaugurale , 1842). Mais remarquons que quelque forme., quelque variété que l'on observe dans
l'hypothèse d'une fièvre puerpérale , c'est toujours la même cause
qui domine , le même génie insaisissable, qu'il soit épidémique ou
endémique. « Il y a toujours viciation du sang , dit M. Dubois ; mais
l'origine de cette viciation n'est pas facile à préciser, et il est en tout
cas douteux qu'elle soit toujours la même. La putréfaction de quelque caillot retenu dans la cavité utérine, en contact avec des orifices
veineux., béants à l'intérieur de l'utérus, donne lieu à la formation
de quelque produit toxique dont une seule molécule peut déterminer l'empoisonnement du sang. » (*Loc. cit.*, p. 389.) On voit, par ce
passage, que M. Dubois lui-même est disposé à croire que, dans certaines circonstances., la matrice peut être le point de départ de l'infection purulente ou putride ; nous réserverons donc le nom de fièvre
puerpérale, pour les cas seulement où l'anatomie pathologique ne
viendra pas confirmer le diagnostic d'infection générale par cause
locale , utérine.

2° La fièvre puerpérale est-elle seulement une métro-péritonite ,
ou une péritonite , comme le prétendent Gasc , Pinel , John Hunter
et Baudelocque ? Non assurément , la métrite et la péritonite ne sauraient rendre compte des symptômes d'empoisonnement que l'on
observe dans toute fièvre puerpérale grave , à moins que la métrite
ne soit le point de départ d'une infection générale ; mais on sait que
ce n'était point là le rôle que ces auteurs faisaient jouer à la métrite.

Ce qui avait frappé ces observateurs, c'était la fréquence de la
métrite, de la péritonite surtout, chez la plupart des femmes qui
succombaient après l'accouchement ; aussi avaient-ils été conduits à
croire que la péritonite était toute la maladie. Est-il possible de se
rendre compte de la métrite et de la péritonite, sans les placer sous
la dépendance étiologique d'un état général antérieur ? Si la métrite
a été révoquée en doute par quelques auteurs, hors l'état de parturition, on ne peut guère nier qu'elle existe quelquefois après l'ac-

couchement; Dugès, M. Chomel, en ont donné de bonnes descriptions. La métrite puerpérale existe, et cette inflammation est susceptible de se terminer par suppuration ; elle peut avoir sa cause dans un travail laborieux prolongé, dans quelque manœuvre nécessaire pour faciliter ou terminer l'accouchement. L'impression du froid a été notée par tous les accoucheurs ; Ambroise Paré avait déjà attiré l'attention sur l'air froid qui pénétrait dans la matrice. La rétention d'une portion de placenta peut aussi être cause de la métrite.

Quant à la péritonite, si fréquente chez les femmes nouvellement accouchées, ne peut-elle être attribuée à la contusion du péritoine pendant toute la durée du travail, et aux changements rapides qui se font dans la circulation des organes abdominaux et dans le tissu cellulaire sous-péritonéal ? Ce n'est point sans danger pour un organe, que la circulation peut être subitement modifiée pendant tout le temps de la grossesse ; l'utérus a dérivé vers lui une quantité considérable de sang, et tout à coup le sang prendrait un autre cours, sans qu'il y eût à craindre les conséquences d'une vive congestion pour les organes les plus voisins. Ajoutez encore que tous ces organes viennent de souffrir pendant le travail ; aussi croyons-nous que la douleur locale, la modification dans la circulation du péritoine et de son tissu cellulaire, doivent avoir une grande part dans l'étiologie de la péritonite, et comme ces causes se reproduisent dans presque tous les accouchements, nous ne sommes point étonné de la fréquence de la péritonite.

3° La fièvre puerpérale est-elle une infection purulente débutant par une phlébite ou par une lymphangite?

Nous nous contenterons, dans ce paragraphe, de traiter de l'étiologie de la phlébite et de la lymphangite utérine, nous réservant de revenir sur l'infection purulente dans le courant de ce mémoire.

La phlébite et la lymphangite utérines nous paraissent reconnaître une même étiologie : les vaisseaux veineux et lymphatiques ne se trouvent-ils pas dans les conditions les plus favorables à l'inflammation? leurs orifices et leurs réseaux ne sont-ils pas en rapport immédiat avec des matières sanieuses, purulentes, putrides, irritantes pour la membrane interne de ces vaisseaux ? Pourquoi ne se passerait-il pas dans l'utérus, ce.qui se passe dans toutes les autres parties du corps? L'infection purulente, l'infection putride, ne sont-elles pas toujours des complications redoutables, lorsqu'il existe une plaie? Dans l'utérus, toutes les conditions les plus favorables sont réunies. pour servir de point de départ à ces infections générales ; des sinus béants, qui permettent un accès facile à tous les fluides épanchés dans la cavité utérine; de plus une plaie placentaire, dont la suppuration peut être abondante.

Si l'on craint la lymphangite lorsque l'épiderme est enlevé, si l'on craint la phlébite lorsqu'une veine est intéressée par le bistouri ou la lancette, comment ne craindrait-on pas la lymphangite utérine lorsque la surface interne de l'utérus est dénudée, et la phlébite lorsque le cercle placentaire est le siége d'une inflammation suppurative ?

On a dit qu'il n'y avait point de phlébite ni de lymphangite, parce que les vaisseaux ne présentaient point les altérations inflammatoires que l'on rencontre ordinairement dans ces vaisseaux en d'autres régions. Tonnelé et Dance ont trop bien défendu la question de l'inflammation, pour que nous croyons devoir prolonger cette discussion ; rappelons seulement que Dance trouve la cause de ces différences dans la structure même du vaisseau enflammé.

Quant à l'étiologie de l'infection purulente, peu importe en vérité qu'il y ait inflammation des vaisseaux veineux ou lymphatiques ; ce qu'il faut démontrer, c'est le passage du pus, sa présence dans ces vaisseaux, et son mélange ou du moins son contact avec le sang veineux.

4° Enfin M. Tessier, voulant combattre l'absorption purulente, a opposé des citations de Dance à d'autres citations de M. Cruveilhier sur la phlébite utérine ou la phlébite en général, et conclut que les phlébites, les abcès métastatiques, et tous les accidents généraux que l'on rencontre chez les nouvelles accouchées, sembla-

bles en tous points à ceux que l'on a observés chez certains amputés, sont dus à une fièvre purulente, laquelle reconnaîtrait pour
causes principales de sa production l'état traumatique, l'état nerveux qui suit les violences mécaniques, et surtout l'encombrement
des malades dans les hôpitaux.

Certes, M. Voillemier ne partage pas les opinions de M. Tessier sur
la fièvre purulente; l'honorable chirurgien est trop versé dans l'art
et la science chirurgicale pour nier la phlébite comme point de
départ de l'infection purulente, et pour ne pas voir dans les abcès
métastatiques un résultat de cette infection. Mais, ayant eu l'occasion d'observer en 1839 une épidémie de fièvre puerpérale à l'hôpital des Cliniques, et ne pouvant se rendre compte, dans l'état
actuel de la science médicale, de ces formations multiples du pus
chez les nouvelles accouchées, M. Voillemier proposa de remplacer
le nom de fièvre puerpérale par le nom de *fièvre pyogénique des
femmes en couches*. Cette façon de penser n'exclut pas la possibilité
d'une infection purulente ayant pour point de départ l'utérus, dans
le cas où les symptômes et l'anatomie pathologique pourront établir
cette complication de la plaie placentaire. Après avoir dit la part
que nous réservons à la fièvre puerpérale, exposé l'étiologie de la
péritonite chez la nouvelle accouchée, sans qu'il soit besoin de faire
intervenir une cause spéciale ; après avoir accepté l'infection purulente à la suite de l'accouchement, il nous reste à fournir des faits
à l'appui de cette dernière opinion. Ces faits nous les trouvons dans
différents mémoires que nous analyserons, et dans les observations
que j'ai recueillies.

M. Velpeau, dans sa thèse inaugurale, 1823, proposition 16, dit
que toute personne qui forme du pus à la surface de son corps ou
dans quelques-uns de ses organes est plus susceptible d'être atteinte
par les différentes causes morbifiques qu'une autre, parce que toute
suppuration est une maladie et une cause puissante d'autres maladies. En 1824 (*Arch. gén. de médecine*), M. Velpeau publia un
mémoire sur la *phlegmatia alba dolens*, où il établit que les altéra-

— 15 —

tions veineuses rencontrées dans cette affection ont pour point de départ les altérations des symphyses du bassin. Déjà, à cette époque, l'auteur que nous venons de citer s'occupait de la rédaction d'un travail sur l'altération des liquides par le pus. Ce fut en 1826, dans la *Revue médicale*, que parurent deux mémoires de M. Velpeau. Le premier avait pour titre : *Pleurésies à la suite des grandes opérations chirurgicales ou d'une suppuration plus ou moins abondante.* La 3e observation de ce premier mémoire fait mention d'une suppuration du membre thoracique compliquée d'infection purulente ; le malade est mort le quatrième jour à partir du premier frisson, et l'autopsie n'a dévoilé qu'un *épanchement purulent dans une des plèvres.* Ce fait mérite tout notre attention, parce qu'il nous montre une infection purulente à la suite de plaie, et un épanchement purulent pour toute lésion anatomo-pathologique.

Dans le second mémoire, ayant pour titre : *des Abcès tuberculeux (métastatiques) chez les sujets qui succombent aux grandes opérations chirurgicales, ou bien à la suite d'une suppuration plus ou moins abondante,* nous trouvons une observation de résorption purulente chez une nouvelle accouchée ; nous rapportons cette observation, parce qu'elle peut servir de type.

OBSERVATION Iʳᵉ.

Infection purulente à la suite de l'accouchement ; mort le dix-huitième jour.

D....., 19 ans, tempérament sanguin., d'une santé assez délicate, entrée à l'hospice de la Faculté en février 1824.

Les quatre premiers jours qui suivent son accouchement n'offrent rien qui doive être noté. Le 5e jour, cette jeune femme éprouve quelques frissons dans tout le corps, il y a de la fièvre, la peau est chaude et sèche.

7e jour. Langue rouge à sa pointe, blanche sur le milieu. — Diète ; infusion de violette.

8e et 9e jours, même état.

10 jour. Fièvre plus forte, toux légère, un peu de douleur dans le thorax.

11e et 12e jours. Aucun changement ne s'opère.

13e jour. Fièvre vive, face très-colorée, épigastre sensible, toux plus forte, pas d'expectoration.

14e jour. Respiration gênée, douleur fixée à droite. — 25 sangsues.

15e jour. *Diarrhée, violent frisson, pâleur terreuse* de la face et décomposition des traits.

17e jour, rien d'extraordinaire.

18e jour, délire; mort le 19e jour, matin.

Autopsie, trente heures après la mort.

Rien d'extraordinaire à l'ouverture du cadavre; le crâne n'a pas été ouvert.

Thorax. Poumon droit très-légèrement hépatisé et près du diaphragme seulement, pas de trace de pleurésie.

Abdomen. Péritonite, flocons albumineux.

Foie. Plusieurs foyers de matière caséeuse et de pus, qui est tantôt noirâtre et séreux, tantôt concret et blanc, et quelquefois dans la forme de masses tuberculeuses. Le tissu hépatique ne paraît pas malade.

L'utérus est plein d'une matière noirâtre, pulpeuse et presque fluide; *cette matière se retrouve dans les veines utérines et même dans l'hypogastrique.* Pus dans le tissu même de la matrice. Les autres organes sont sains.

Cette observation nous fournit d'importantes remarques : une nouvelle accouchée morte d'infection purulente avec abcès métastatique, et dont les veines hypogastriques et utérines ne sont point enflammées, ne renferment pas de pus, mais seulement une matière sanieuse, pulpeuse, presque fluide, semblable en tous points à la matière noirâtre et pulpeuse dont était remplie la matrice; le pus était dans le tissu même de l'organe et non dans les sinus utérins. Ainsi voilà une femme morte d'infection purulente, sans qu'il y ait eu apparence de pus dans les veines; on n'y a remarqué qu'une matière noirâtre et pulpeuse. La conclusion est facile à tirer : c'est que des matières putrides dans la matrice et les sinus utérins *pourraient peut-être suffire pour déterminer une infection purulente.*

Après le travail de M. Velpeau, nous devons citer Dance, dont le mémoire sur la phlébite utérine a eu un grand retentissement (*Arch. gén. de méd.,* 1828-1829). Les onze premières observations sont des observations de phlébite utérine, ayant amené une infection générale, avec abcès métastatiques dans la plupart des organes parenchymateux, et des épanchements purulents dans les plèvres et dans le péritoine ; les onze dernières observations ont été prises sur des sujets atteints de phlébite par causes diverses. De l'exposé des faits, il résulte que la phlébite utérine et la phlébite chirurgicale donnent lieu à la même infection générale, ayant dans chacun des cas le même point de départ : une *plaie suppurante*, quelle que soit son étendue, ou des *matières putrides* en contact avec des veines largement ouvertes.

Remarquons que, dans l'esprit de Dance, les matières sanieuses n'agissent qu'à la façon de matières irritantes, pouvant déterminer la phlébite, mais non comme cause d'infection putride.

Quant à la péritonite notée dans les observations de Dance, l'auteur ne cherche pas à s'en rendre compte ; mais elle trouve, à nos yeux, sa raison d'être dans ses rapports avec l'organe primitivement affecté, la matrice, et dans les modifications circulatoires après l'accouchement, et dans les tiraillements, les contusions du péritoine, pendant le travail de la parturition.

M. Tonnelé (*Arch. gén. de méd.*, 1830) partage l'opinion de Dance sur l'infection purulente par suite de phlébite utérine, et de plus, il croit que la suppuration des vaisseaux lymphatiques de l'utérus peut donner lieu à la même infection. A l'appui de son opinion, M. Tonnelé rapporte six observations de lymphangite recueillies dans le service de Desormeaux à la Maternité. Il est vrai que dans ces prétendus cas d'infection purulente par lymphangite, on ne rencontre pas d'abcès métastatiques ; mais il est aussi des exemples d'infection purulente par phlébite où l'on ne rencontre qu'un seul abcès métastatique ou un épanchement séro-purulent dans une cavité séreuse, la plèvre le plus souvent. S'il suffit d'un abcès métastatique ou d'un épanchement purulent dans une cavité séreuse pour confirmer le diagnostic d'une infection purulente, avouons que dans certaines circonstances encore indéterminées, tous les symptômes de l'infection purulente ayant été reconnus, on ne sera pas en droit de

— 18 —

nier d'une façon absolue l'infection purulente, parce que l'on ne trouvera pas de pus épanché dans quelque organe.

M. Nonat, dans sa thèse inaugurale, 1832, sur la lymphangite utérine, ne donne point d'observations ; mais cet auteur nous paraît accepter l'infection purulente dans un certain nombre de fièvres puerpérales qu'il a observées. Après avoir donné une description très-minutieuse de l'anatomie pathologique de la lymphangite, il dit que cette inflammation ne donne point lieu à des abcès métastatiques ; au moins, continue l'auteur, je n'en ai jamais observé (p. 15). M. Nonat a cependant noté du pus jusque dans le canal thoracique.

M. Duplay, qui donne une analyse raisonnée des travaux de M. Tonnelé, de M. Danyau, de M. Nonat et de M. Cruveilhier ; admet l'infection purulente par cause phlébite utérine, mais non par cause lymphangite.

M. Bouchut (mém. déjà cité ; *Gazette méd.*, 1844) rapporte que M. Ducrest a eu occasion, à la Maternité, d'observer que la phlébite et l'infection par le pus étaient une des altérations les plus fréquentes de l'épidémie de 1843.

Enfin M. Botrel (*Arch. gén. de méd.*, 1845) publia un mémoire sur l'angioleucite utérine puerpérale. Pour cet auteur, l'angioleucite, de même que la phlébite, peut être le point de départ d'une infection générale purulente ; à l'appui de son opinion, il donne trois observations de lymphangite avec abcès métastatiques dans les poumons, ramollissement de la rate et du foie.

Il nous serait facile de multiplier les citations pour prouver que l'infection purulente à la suite de couches n'est pas une complication rare ; nous préférons, en dernier lieu, donner une courte analyse d'un travail très-original de M. le Dr Lorain, travail dans lequel nous trouvons encore quelques exemples d'infection purulente.

M. Lorain (thèse de 1855), en rendant compte d'une épidémie qu'il a observée à la Maternité, accorde à l'état puerpéral ce qui ne lui avait pas encore été accordé jusqu'ici. Il admet non-seulement pour les femmes cet état puerpéral (à l'aide duquel, dit-il, on voulait entretenir une obscurité chère au quiétisme médical), mais il veut que son action épidémique et meurtrière s'étende encore sur les nouveau-nés, qui présentent, dans la grande majorité des cas d'auto-, psie, une phlébite ombilicale ; il veut aussi que les fœtus succombent à une péritonite puerpérale.

Le mémoire de M. Lorain est une œuvre consciencieuse, digne d'un esprit distingué et généralisateur ; nous croyons cependant que cet état puerpéral du nouveau-né et du fœtus ne doit être accepté qu'avec une très-grande réserve.

Bien que l'inflammation purulente de la veine ombilicale ait été observée dans la plupart des observations qu'il a recueillies, M. Lorain insiste pour qu'on ne tienne aucun compte de cette phlébite. Elle ne peut, suivant lui, jouer aucun rôle dans la production des accidents morbides qui ont tué le nouveau-né, parce que, dit l'auteur, s'il y avait du pus en quantité considérable dans la veine, il y avait aussi un caillot oblitérateur qui faisait barrière au passage du pus dans le sang de la veine porte et de la veine cave inférieure. Toute la théorie de M. Lorain sur l'état puerpéral du nouveau-né repose sur le caillot oblitérateur, qui doit empêcher l'empoisonnement purulent. Pour le besoin de sa cause, l'auteur admet sans discussion que le caillot oblitérateur était formé avant la présence du pus dans la veine. Le caillot serait donc le premier phénomène de la phlébite ; alors il n'y aurait jamais d'infection purulente par phlébite ?

Quelle est la cause de la phlébite ombilicale ? Cette cause est dans l'inflammation éliminatrice qui détermine la chute du cordon. Au niveau de l'ombilic, il existe une plaie plus ou moins profonde, plus ou moins en contact avec l'air extérieur ; pourquoi cette plaie ne serait-elle pas susceptible, comme les plaies en général, de donner lieu à une phlébite et à une infection purulente ? Si le nouveau-né n'était pas sous l'influence d'une infection générale ou putride de cause ombilicale, comment expliquer les abcès métastatiques et la septicémie observés par M. Lorain (obs. 13, 14, 26) ?

L'auteur du mémoire que nous analysons est lui-même disposé à admettre l'infection purulente :

1° Chez le nouveau-né, et il consacre un chapitre spécial à cette affection, chapitre dans lequel il consigne que trois observations qui se trouvent dans le traité de M. le Dr Bouchut, sous les noms de *rhumatisme mono-articulaire, poly-articulaire, arthrite métastatique,* sont des observations d'infection purulente. L'interprétation ne nous paraît pas douteuse pour l'observation d'arthrite métastatique, où l'on rencontre à l'autopsie un grand nombre de petits abcès métastatiques dans les poumons.

2° Chez la nouvelle accouchée : M. Lorain mentionne que trois femmes sont mortes de cette affection, et il donne l'observation d'une guérison d'infection purulente (obs. 18).

Quant à la péritonite puerpérale mortelle, observée chez dix fœtus, contentons-nous de faire remarquer que toutes les mères n'ont pas été malades, 6 sur 10 ont eu des couches normales ; 3, à la vérité, sont mortes de fièvre puerpérale ; 1, atteinte de fièvre puerpérale, a guéri. Comment expliquer la mort des six fœtus dont les mères ne furent pas malades ? L'état puerpéral se ferait-il sentir sur le fœtus sans passer par la mère ?

Enfin ne citons la thèse de M. Lepetit, 1856, que pour dire que la seule observation qu'il rapporte pour combattre l'*infection purulente* est l'histoire très détaillée d'une primipare qui fût prise d'accidents très-graves, caractérisés par des frissons multiples (onze frissons), une décomposition rapide des traits, du hoquet, de la surdité, des douleurs avec rougeur et empâtement dans les bras, les mollets. Ajoutez à cet état la suppression des lochies, du délire, une teinte terreuse de la peau, et la mort le dix-septième jour de l'accouchement. L'autopsie montre une rate ramollie. L'utérus et ses annexes ne montrent point d'altération ; mais on trouve *une portion de placenta retenue* dans la matrice. Dans quel état était cette portion du placenta encore greffé sur la paroi antérieure de l'utérus, M. Lepetit n'en dit rien. Existait-il du pus entre l'utérus et le cotylédon placentaire?

De l'exposé de ces faits et de l'analyse des travaux où ces faits sont consignés, nous croyons pouvoir conclure que l'infection purulente est plus commune qu'on ne le pense à la suite de l'accouchement. Citons deux observations, qui nous sont personnelles, à l'appui de cette assertion.

En janvier 1856, quand j'entrai à l'hôpital Lariboisière, dans le service d'accouchements, à titre d'élève interne, la première observation intéressante que je recueillis fut la suivante :

OBSERVATION II.

Infection purulente, abcès multiples.

Léontine J..., 23 ans, ordinairement bien portante, entre dans la salle d'accouchements le 21 janvier 1856; l'accouchement est normal ainsi que la délivrance.

Rien à noter le premier jour.

Le 2e jour (23 février). Fièvre de lait, sécrétion laiteuse abondante. L'enfant avait été envoyé en nourrice le lendemain de sa naissance.

Le 3e jour (24 février). Suppression subite des lochies, dont l'écoulement n'avait point été modifié pendant la fièvre de lait; la malade se plaint d'un peu de douleur à l'hypogastre.

4e jour. A la visite du matin, parole brève, regard inquiet, facies décomposé, agitation extrême; la nuit il y avait eu un léger frisson. Le pouls est petit, fréquent, 120; délire par moments. Les frissons se répètent dans la journée, et sont suivis de chaleur et de sueurs abondantes; les frissons ont une durée d'un quart d'heure à une demi-heure; les sueurs ont une odeur aigre fortement prononcée. Les lochies n'ont pas reparu, il n'y a plus de lait dans les mamelles.

Les 5e, 6e, et 7e jours. Il semble y avoir un peu de rémission dans les accidents d'infection; cependant absence de lochies, facies altéré, mauvais goût de la bouche, langue blanche; pouls fréquent, 100, mais plus résistant; subdélirium, inquiétude.

Le 8e jour. Diarrhée considérable, selles involontaires; même état.

Le 9e jour. Délire; pouls fréquent, redevenu petit; nouveaux frissons suivis de sueurs; diarrhée moins abondante; facies toujours altéré.

Le 11e jour. Douleur dans le genou droit; tuméfaction considérable., fluctua·tion très-manifeste: pouls, 136, et petit.

Même fréquence du pouls à la visite du soir; pas de nouveaux frissons dans la journée; douleurs moins vives dans le ventre; la matrice remonte encore de la région hypogastrique jusqu'à deux travers de doigt au-dessous de l'ombilic; elle paraît moins douloureuse à la pression; douleur persistante dans le genou droit., de plus douleur dans la région du mollet.

12e jour. On est étonné de ne trouver presque plus de tuméfaction du genou malade, mais une infiltration purulente considérable dans le mollet correspondant.

13e jour. Surdité complète; pouls petit, fréquent; 110; l'abcès du genou a presque complétement disparu; mollet toujours tuméfié et douloureux.

14e jour. Pouls petit, fréquent, même état général; il est survenu une diarrhée abondante et très-fétide.

15e jour. Tuméfaction de la cuisse, rougeur, menace de phlegmon diffus. Respiration embarrassée; râles muqueux et disséminés.

16e jour. Nouveau frisson général; mollet moins tendu, il semble qu'il renferme cependant moins de pus; mais le cerveau paraît le siége de nouvelles altérations. La malade ne reconnaît plus les personnes qui lui parlent, elle semble ne pas les voir; le pouls est toujours petit et fréquent. Si l'on cherche à attirer son attention sur un objet, elle le suit des yeux, mais avec indifférence.

Pendant quatre jours, la malade paraît lutter avec succès; le pouls reprend de l'ampleur; le facies devient meilleur; il ne se forme point de nouvelle collection purulente à l'extérieur; le membre a repris un peu de souplesse, il n'est point douloureux à la pression. La langue est belle; il y a moins de diarrhée.

Mais, le 22e jour, le pouls est petit, serré, fréquent. Il y a eu de nouveaux frissons la nuit; les yeux sont verticalement ouverts; il y a une agitation extrême. La malade porte sa tête en tous sens; la respiration est pénible, fréquente, saccadée; la collection purulente dans le mollet a reparu ainsi que dans le genou. Mort dans la soirée.

Il ne nous fut pas permis de faire l'autopsie; mais je ne crois pas que cette observation puisse laisser le moindre doute: cette femme avait bien succombé à une infection purulente. Nous regrettons de ne pas avoir mieux noté l'état de l'écoulement lochial.

OBSERVATION III.

Phlébite utérine ; infection purulente, abcès métastatiques.

Estelle D..., 22 ans., entrée le 18 mars 1856, morte le 29 mars ; tempérament lymphatique; a déjà eu un enfant. Santé ordinairement bonne ; grossesse facile, travail normal.

1er et 2e jours. Rien à noter. — 2 portions.

3e jour. Pouls à 76-80 ; visage assez bon, langue belle ; cependant un peu de mauvais goût dans la bouche. Ventre souple, si ce n'est au niveau de l'hypogastre, où il existe un peu douleur à la pression. Matrice médiane dure, dont le fond remonte à deux travers de doigt au-dessous de l'ombilic, mobile, un peu douloureuse à gauche.

Faibles tranchées suivies de l'expulsion de caillots sanguins.

Lochies rouges, un peu d'odeur, peu abondantes.

Point de fièvre de lait, très-peu de lait.

4e jour, rien à noter.

5e jour. Pouls à 104 ; visage et langue satisfaisants ; ventre souple ; matrice toujours aussi volumineuse, mobile, non douloureuse à la pression ; pas de tranchées.

Lochies rouges, mais cependant plus pâles qu'hier ; peu abondantes, peu d'odeur.

Fièvre de lait, depuis hier midi ; seins gonflés.

6e jour. Pouls petit, fréquent, 116 ; figure abattue, langue blanche, bouche pâteuse, ventre assez souple. Pas de selles depuis l'accouchement ; coliques utérines sans expulsion de caillots ; lochies abondantes, purulentes, ayant beaucoup d'odeur.

7e jour. Frisson dans la soirée.

8e jour. Pouls petit, fréquent, 132 ; facies pâle, décomposé ; langue blanche sur le milieu ; ventre souple, mais douloureux à la pression ; diarrhée survenue depuis hier.

Caillots sanguinolents et détritus organiques dans les lochies de la nuit ; les matières rejetées dans les lochies ont une fétidité extrême.

Nouveau frisson dans la soirée.

9e jour. Pouls petit, 128 ; visage pâle, décomposé ; langue blanche, sèche, râpeuse ; diarrhée ; plus de dureté de l'utérus, douleurs hypogastriques ; point de tranchées ni de calllots.

Les lochies sont entièrement blanches ; toujours des détritus organiques fétides.

Frissons multiples dans la journée; pas d'envie de vomir. Il n'y a plus de lait.

10e jour. Pouls faible, 128; visage pâle, yeux caves, langue râpeuse; ventre douloureux à l'hypogastre; diarrhée abondante.

Matrice douloureuse, au point de faire jeter des cris plaintifs à la malade. Écoulement de matière putride en grande quantité.

11e jour. Pouls insensible; respiration pénible, facies cadavérique; ventre tendu; diarrhée.

La pression sur l'hypogastre détermine moins de douleur; lochies toujours rougeâtres et sanieuses très-abondantes, d'une odeur repoussante.

La malade a vomi plusieurs fois depuis hier.

Tout son corps est couvert d'une sueur froide, visqueuse, et de mauvaise odeur.

Mort à 10 heures du matin.

Autopsie. — Péritonite généralisée : injection vasculaire du péritoine pariétal et viscéral; sérosité épanchée abondante, louche, d'aspect purulent. Matrice grosse comme le poing; ses parois ont 3 centimètres d'épaisseur; insertion placentaire sur la face postérieure entre les ouvertures des trompes; grande quantité de matières putrides dans la cavité utérine; aspect gangréneux de toute la face interne de la matrice.

Cercle placentaire, aspect déchiqueté; pus dans les sinus. Le pus arrive jusqu'au confluent des veines utérines, vers la partie supérieure du ligament large à gauche. Du même côté, on trouve plusieurs caillots dans les sinus et les veines utérines; la veine ovarique gauche est oblitérée par un caillot adhérent à la séreuse vasculaire, caillot qui ne s'arrête qu'à la veine rénale gauche, où il arrive sous forme de languette effilée.

Point de phlébite de la veine ovarique droite.

La matrice, en plusieurs endroits du cercle placentaire, présente encore des sinus béants, qui établissent une communication directe entre les veines utérines et la cavité de la matrice. La matrice, avons-nous déjà dit, était remplie de sanie putride.

Le col de la matrice est ramolli, déchiré; mais son orifice interne est presque complétement fermé, ce qui expliquerait la rétention dans la matrice d'une partie des lochies.

La vessie, les reins et la rate, n'offrent point d'altération.

Pleurésie à gauche; liquide épanché séro-purulent; plusieurs abcès à la surface du poumon du même côté; ils sont au nombre de 7 et de la grosseur d'une lentille et d'un haricot.

Le cœur n'offre rien à noter.

Le cerveau présente un abcès à sa base, dans la substance grise du lobe sphé-noïdal gauche; cette collection purulente est de la grosseur d'une bille d'enfant. Le pus est verdâtre; les parois de l'abcès offrent un chevelu vasculaire mélangé à de la substance blanche déchiquetée.

Cette observation nous paraît tellement semblable à plusieurs des observations recueillies par Dance, que nous croyons inutile d'insister pour prouver qu'elle mérite bien d'être classée au nombre des infections purulentes. Rappelons seulement que la malade a eu des frissons répétés le septième et le huitième jour à partir de l'accouchement; des lochies entièrement purulentes, puis putrides et mélangées de détritus organiques; de la diarrhée.

L'autopsie vient à l'appui du diagnostic, en montrant une phlébite utérine, des matières purulentes et putrides dans la cavité de l'utérus, des sinus utérins béants, et des abcès métastatiques dans le poumon gauche et le cerveau.

Nous ne croyons pas devoir donner un plus grand nombre d'observations d'infection purulente à la suite de l'accouchement, parce que, comme nous l'avons établi dans l'analyse des mémoires précédemment cités, ces observations ne sont pas rares.

A la suite de l'énoncé des quatre principales théories qui ont eu cours, depuis le commencement de ce siècle, au sujet de la fièvre puerpérale, nous avons hasardé une cinquième proposition, ainsi conçue :

5° *Dans un certain nombre de cas, la fièvre puerpérale n'est-elle pas une infection putride ayant son point de départ dans l'utérus?*

Hippocrate, Galien, Mercatus, et d'autres auteurs, semblent partager cette opinion, puisqu'ils accordent une si grande importance à la rétention et à la putridité des lochies ; M. Dubois lui-même n'est pas éloigné de voir dans les lochies altérées un ferment qui, transporté dans l'économie, deviendra un cause d'intoxication (Dict. en 30 vol., t. XXVl).

En 1829, M. Danyau prend pour sujet de thèse inaugurale : *De la Métrite gangréneuse.*

Déjà, avant M. Danyau, un mémoire avait été publié par Boër sur la putrescence de la matrice. En 1827, M. Luroth avait présenté à la Faculté de Strasbourg une thèse sur le ramollissement gangréneux de la matrice, à la suite de l'accouchement. De là la lecture attentive du travail de M. Danyau, il résulte que la gangrène de l'utérus tue avec une rapidité extrême : ainsi l'une des femmes citées dans ses observations mourut quatorze heures après l'accouchement ; la seconde, vingt-six heures après l'accouchement. Deux autres n'ont survécu que deux jours aux premiers accidents locaux ; la 5e observation offre l'exemple d'une femme qui a résisté trois jours, à partir du premier frisson. Toutes ont offert de la douleur à l'hypogastre, des lochies fétides, puis un frisson qui semblait marquer le signal de l'intoxication générale. En même temps, la face prenait une expression d'anxiété extrême, le pouls devenait petit, fréquent, et dans une des observations relatées par M. Danyau, la face et les membres présentaient une coloration brunâtre. L'autopsie montrait des matrices volumineuses, mollasses, dont les parois étaient frappées de ramollissement gangréneux dans une épaisseur variable. *Une matière noirâtre, putride, remplissait les cavités utérines en même temps que les veines utérines béantes.*

M. Danyau n'a point rencontré d'abcès métastatiques dans les observations de gangrène de l'utérus.

Quand on lit avec attention ces observations, il est facile de se convaincre que les nouvelles accouchées ont été frappées d'infection putride. La rapidité de la mort dans les observations de M. Danyau s'explique par la vaste étendue du foyer putride.

M. Hippolyte Bourdon, dans un mémoire publié en 1841, dans le 2e volume de la *Revue médicale*, rapporte plusieurs observations de fièvre puerpérale prises dans le service de M. Récamier, à l'Hôtel-Dieu, et conclut que dans un certain nombre de cas il y a eu altération des liquides, altération dont la cause était dans l'utérus.

A côté de l'analyse de ces travaux, nous transcrivons quelques-unes des observations que nous avons recueillies et qui nous paraissent se rapporter à des infections putrides.

OBSERVATION IV.

Infection putride.

N° 6, salle Sainte-Anne. Femme âgée de 26 ans, entrée le 9 mars, morte le 17 mars.

Primipare, d'un tempérament sanguin; ordinairement bien portante. Point d'accident sérieux pendant la grossesse; travail normal.

Dans la nuit du deuxième au troisième jour après l'accouchement, c'est-à-dire du 10 au 11 mars, X..., fut prise d'un violent frisson avec douleur hypogastrique. En interrogeant la malade, on reconnut qu'il y avait de nombreuses tranchées utérines sans sortie de caillots; les lochies, très-peu abondantes, étaient rouges et de mauvaise odeur.

Le pouls était inflammatoire, plein et fréquent.

Le faciès et la langue n'offraient encore rien à noter. — sangsues à l'hypogastre; huile de ricin.

4e jour. Pouls plein et rapide (130-140); le faciès offre une teinte jaune bien manifeste. La respiration est gênée, interrompue par de longs soupirs.

La langue est blanche; pas d'envies de vomir.

Diarrhée, qui peut être en partie due à la purgation.

Ventre très-douloureux au toucher; tranchées utérines considérables. Il n'y a pas eu de nouveau frisson. L'intelligence nous paraît déjà prise, car la malade se trouve beaucoup trop bien; lochies d'un blanc séreux, peu abondantes et de très-mauvaise odeur.

Pas de fièvre de lait.

5e jour. Pouls rapide, peau chaude et sèche, teinte plus jaune de la peau; faciès qui exprime la souffrance. La langue est blanche; la malade a de l'inappétence, mais une grande soif. L'haleine est aigrelette, le ventre douloureux et ballonné. Il est survenu du hoquet en même temps qu'une grande agitation; diarrhée très-abondante; respiration presque entièrement costale; moins de tranchées; lochies purulentes et séreuses, fétides et peu abondantes. Rien du côté des reins.

6e jour. Pouls plein et fréquent; la face est toujours jaunâtre; la langue blanche, humide et tremblante.

Diarrhée persistante avec ballonnement et douleur de l'abdomen; les tran-

.chées ont cessé; les lochies offrent toujours le même aspect, la même odeur; respiration toujours suspirieuse; délire calme; *strabisme.*

7ᵉ jour. Pouls petit, fréquent; teinte jaunâtre de la peau ; la langue se sèche. Le *strabisme* est, *intermittent à gauche, permanent à droite;* mâchonnement des lèvres ; délire tranquille.

La malade prétend mieux aller. Diarrhée toujours considérable, *roideur des membres,* mouvements tétaniques; on est obligé d'attacher la malade. Ventre ballonné dans la zone inférieure; *hoquet persistant;* pas de vomissement. Même aspect, même odeur des lochies.

On tire quelques gouttes de sang d'un doigt en le piquant avec une épingle. Ce sang est d'un rose très-pâle; il pâlit au contact de l'air, se divise en deux parties, en un sérum de couleur citrine et en un très-grand nombre de molécules rouges, ayant l'aspect d'un sédiment briqueté. Au microscope, ce sédiment était formé par des globules sanguins, déchiquetés sur les bords.

8ᵉ jour. Pouls 116-120, petit; teinte ictérique de tout le corps; fétidité extrême des lochies, qui sont sanio-purulentes.

Paupières abattues, expression de la mort répandue sur le visage; langue et bouche sèches; la connaissance n'est pas entièrement perdue; l'ipéca administré ne détermine pas de vomissement; diarrhée continue.

9ᵉ jour. On ne sent plus le pouls; strabisme convergent permanent, teinte ictérique de plus en plus prononcée, froid et sueur de la mort.

Mort à 9 heures du matin, pendant la visite.

Autopsie vingt-cinq heures après la mort.

Péritonite pariétale et viscérale, sérosité louche très-abondante, dépôts de flocons albumino-purulents; gros intestin très-distendu. Le petit intestin n'offre point de distension; point de pus dans le tissu cellulaire sous-péritonéal des fosses iliaques.

Folliculite générale du petit intestin; grand nombre de valvules conniventes même dans la dernière portion de l'iléon; diarrhée bilieuse. L'estomac et le duodénum sont remplis de matière bilieuse. Utérus et annexes : Sur la surface externe de l'utérus, on observe des vergetures. Cet organe a une hauteur de 15 centimètres; son diamètre transversal mesure 10 centimètres. A la coupe, les parois sont épaisses (2 centimètres à 2 centimètres et demi d'épaisseur). Les sinus utérins, les veines ovarique et hypogastrique, ne présentent aucune altération de leurs parois; elles renferment seulement des matières noirâtres et sanieuses unies à du sang noirâtre. La cavité de l'utérus est remplie de matières putrides et purulentes d'une odeur infecte. Si l'on lave ces parties, il est facile de reconnaître qu'au niveau du cercle placentaire, les sinus utérins sont largement béants au milieu des matières putrides, et une dissection attentive, ayant pour guide un stylet cannelé, nous permit de constater que les sinus et les veines utérines étaient libres de caillots oblitérateurs ; on n'observait non plus aucune trace d'inflammation dans les veines ovariques.

Le sang renfermé dans la veine cave inférieure ressemblait à du sirop de groseilles ; il était d'une teinte rose noirâtre et collant aux doigts.

Rien du côté des ovaires.

Point d'abcès métastatiques ni dans le foie, ni dans les reins, ni dans la rate ; ce dernier organe était seulement d'une mollesse extrême et au-dessus du volume ordinaire.

L'ouverture de la poitrine montre une double pleurésie séro-purulente, avec adhérences anciennes du côté droit, adhérences récentes du côté gauche.

Poumons sains, si ce n'est qu'on observait à leur surface postérieure un très-grand nombre de petites taches ecchymotiques.

Sérosité dans le péricarde ; sang noir et diffluent dans le cœur droit.

Tête. Sérosité sous-arachnoïdienne, injection de la pie-mère ; point de pus en nappe, seulement de la stase sanguine ; caillots diffluents dans les sinus.

Teinte jaunâtre de tout le corps, des sclérotiques, de la dure-mère, et du tissu cellulaire sous-péritonéal ; foie augmenté de volume et rate ramollie.

Nous avons été frappé, après avoir rédigé cette observation, de la ressemblance qu'elle offrait dans ses symptômes avec plusieurs observations que nous avons antérieurement recueillies dans les services de chirurgie ; notons entre autres l'observation que nous avons recueillie dans le service de M. Velpeau, et que nous avons publiée avec quelques réflexions cliniques (*l'Union médicale*, 1855, n° 14).

Depuis longtemps, l'infection putride étant un peu négligée, l'infection purulente avait absorbé toute l'attention du monde chirurgical ; à peine s'occupait-on de l'infection putride lente, qui atteint les malades qui portent de vastes abcès par congestion. Au chapitre des fractures, dans les livres classiques, on disait bien que les fractures compliquées de plaies, avec communication de l'air dans le foyer, étaient souvent mortelles, mais on n'avait point attiré l'attention sur le genre d'empoisonnement qui se fait dans le foyer de la fracture ; aussi M. P. Bérard (*loc. cit.*, art. *Infection putride*) ne parle-t-il de cette infection que comme une complication à marche chronique, se

faisant chaque jour, et contre laquelle le malade peut lutter longtemps.

Il est une autre forme d'infection putride sur laquelle M. Velpeau
attire souvent l'attention des élèves, et que M. Hervez de Chégoin
a signalée à notre attention sur les nouvelles accouchées ; nous voulons parler de l'infection putride à marche rapide, de celle qui
tuera en quelques heures (obs. de M. Danyau), en quelques jours,
suivant le plus ou moins d'étendue du foyer putride, suivant la plus
ou moins grande facilité d'absorption.

L'infection putride chronique atteint les malades qui souffrent
depuis longtemps ; l'infection *putride aiguë* s'attaque aux sujets pleins
de santé qui, pour une cause traumatique, seront transportés dans
un hôpital. Dans certains cas, en effet, où l'air peut stagner dans la
profondeur d'un foyer qui suppure ou qui suppurera, on aura lieu
de craindre l'infection putride (Ambroise Paré recommandait bien
d'éviter l'introduction d'air froid dans la matrice). Que se passe-t-il
donc alors ? L'air ag't chimiquement sur les liquides épanchés dans
le foyer, et bientôt les éléments putrides qui ne sortent que difficile-
ment de ce foyer seront rapidement absorbés par des vaisseaux
ouverts, ou à travers les parois des capillaires. De cette absorption
résulte un empoisonnement de l'éconcmie, empoisonnement qui se
manifeste par des symptômes généraux portant d'abord sur la circulation, puis sur le tube intestinal, enfin sur le système nerveux cé-
rébro-spinal et la respiration. Ces symptômes généraux ont bien
vite un grand retentissement sur la plaie profonde, et avec l'infection générale, augmente la putridité du foyer local, dont les parties
voisines peuvent tomber rapidement en gangrène.

Le début, le signal de l'infection commence ordinairement par un
frisson suivi de peu de réaction ; le frisson est rarement répété. Le
pouls est petit et fréquent ; il y a de l'inappétence, une soif vive,
souvent des envies de vomir, des vomissements, de la diarrhée.
Bientôt se montrent de tristes pressentiments, ou bien le malade
devient indifférent à la vie, il se sent mortellement frappé, peu lui

importe de mourir. Quelquefois il est très-satisfait de sa santé, et déjà sa fin est prochaine. Délire tranquille, quelquefois de l'agitation ; souvent nous avons observé du hoquet, du strabisme (obs. 4). La diarrhée persiste.

La respiration s'embarrasse, la face se crispe ; la peau devient terreuse, sèche, ou se recouvre d'une sueur visqueuse ; on a remarqué quelques mouvements tétaniques, puis le malade s'éteint le plus souvent dans le coma.

La mort arrive le 9e, 10e, 11e jour, quand il n'y a point de rémission dans les symptômes généraux : on comprend que la date de la mort doit varier avec l'étendue du foyer putride.

Les chirurgiens ont observé, à titre de complication, la lymphangite, l'adénite, l'érysipèle des parties voisines du foyer morbide ; quand l'érysipèle est de teinte bronzée, il est toujours de très-mauvais augure. Je ne me rappelle pas qu'on ait noté la phlébite dans les observations d'infection putride aiguë par traumatisme ; mais Dance n'hésite pas à affirmer que les matières putrides, en contact avec la membrane interne des veines, suffisent pour déterminer la phlébite utérine, et partant l'infection purulente.

Cette affirmation de Dance mérite la plus grande attention ; car, si une femme nouvellement accouchée ne succombe pas dans les premiers jours à l'infection putride, il peut arriver que le 7e, 8e, 9e jour, l'infection purulente venant à se manifester par cause de phlébite utérine, on ait devant les yeux le tableau de deux infections se trouvant en présence chez la même malade. Peut-être l'infection simultanée du sang par le pus et par les matières putrides est-elle plus fréquente qu'on ne le pense chez les femmes en couches, mais on comprend combien il est difficile de soutenir une semblable opinion. L'infection putride et l'infection purulente des nouvelles accouchées ont des symptômes communs :

Frisson du début, fréquence du pouls, altération des traits, strabisme, mâchonnement, tristes pressentiments, délire continu ou rémittent, avec ou sans agitation ;

Inappétence, soif vive, nausées et vomissements, diarrhée avec ou sans ballonnement abdominal;

Peau sèche, sueurs visqueuses, coloration jaunâtre subictérique;

Respiration souvent suspirieuse; mais rien de constant, l'altération fonctionnelle pouvant tenir à des causes diverses.

Mais ces deux infections générales offrent aussi de grands signes différentiels qui permettent de poser le diagnostic.

Si le signal du début, le frisson, est le même dans les deux infections générales, il est presque toujours unique dans l'infection putride et suivi d'une réaction médiocre, tandis que, dans l'infection purulente, les frissons se répètent tous les jours ou plusieurs fois par jour; d'autres fois ils sont irréguliers, éloignés dans leur apparition; mais ils sont toujours multiples et souvent erratiques.

Le frisson de l'infection putride peut se manifester dès le 1er, le 2e, le 3e, le 4e, le 5e, le 6e jour de l'accouchement; le frisson de l'infection purulente arrive rarement avant le 4e ou 5e jour; pour qu'il y ait infection purulente *dans la majorité des cas*, il faut que le cercle placentaire fournisse du pus, ou que la phlébite ait eu le temps de se déclarer. Le pouls, dans l'infection putride, est petit et fréquent; et il restera le même si la femme doit mourir. La petitesse du pouls ne se montre qu'à la fin de l'infection purulente; au début le pouls fréquent est en même temps ondulent.

Contre l'infection purulente, la malade lutte même quand l'issue de la lutte est la mort; aussi, dans l'infection purulente bien caractérisée, voit-on les malades vivre 10, 15 jours et davantage, après le frisson initial.

Contre l'infection putride rapide, la lutte est de bien courte durée, quand la femme en couches a été prise le 1er, le 2e ou le 3e jour; la mort est quelquefois foudroyante. Qu'on se rappelle les observations de métrite gangréneuse du mémoire de M. Danyau.

La langue offre un aspect très-variable dans les dernières heures; elle devient souvent sèche et râpeuse, mais pendant longtemps elle peut rester humide, blanche et souple.

La diarrhée est plus abondante et plus fétide dans l'infection putride, de même que les vomissements sont plus constants. Ces vomissements sont souvent bilieux, porracés, ce que nous n'avons pas
observé pour les cas d'infection purulente.

Nous ne croyons pas devoir nous étendre sur l'anatomie pathologique, les différences sont trop tranchées ; notons seulement les
ecchymoses dans plusieurs observations d'infection putride, et cet
aspect visqueux du sang qu'on rencontre dans toutes les septi-
cémies.

Le siége même du foyer putride semble rendre compte de sa
marche rapide, surtout si l'on considère d'une part l'étendue du
foyer, lorsque les parois de la matrice sont ramollies et leur surface
interne en putrilage, la cavité utérine remplie de matières en décomposition ; d'autre part lorsque l'on considère la facilité avec laquelle ces éléments putrides peuvent pénétrer dans les sinus utérins,
et de là être portés dans les veines ovariques et dans la veine cave
inférieure.

*Le pus ne passe pas où il y a des capillaires, il faut qu'il fasse subir
au sang une décomposition pour se montrer dans les parenchymes;
le liquide putride, le sérum putride passe partout, il ne rencontre
pas d'obstacle.*

OBSERVATION V.

Infection putride; état gangréneux de la surface interne de la matrice.

Clarisse V..., âgée de 24 ans, entre, le 25 mars, salle Sainte-Anne, n° 21, et
meurt le 29 mars ; elle a déjà eu un enfant.

Sa grossesse a été facile ; sa santé est ordinairement bonne ; tempérament
lymphatico-sanguin. Travail normal ; durée, vingt-quatre heures. La délivrance
est accompagnée d'une perte abondante. Après la délivrance, l'hémorrhagie continue, la matrice reste très-volumineuse ; la main est introduite avec ménage-
ment dans la cavité utérine, dont j'extrais des caillots énormes. Aussitôt je sens
la matrice revenir sur mes doigts, et l'hémorrhagie est arrêtée. On n'eut pas

besoin d'administrer le seigle ergoté, que j'avais prescrit dans le cas où l'hémorrhagie se serait renouvelée.

Le 1ᵉʳ jour, grande douleur à l'hypogastre.

Le 2ᵉ jour. Frisson dans la soirée d'hier ; point de nausées ; pouls fébrile., douleur hypogastrique. — On prescrit une saignée : fibrine très-abondante.

Le 3ᵉ jour. Pouls faible, 100 pulsations ; ventre douloureux à l'hypogastre. Premier vomissement ce matin, second vomissement dans la nuit du 3ᵉ au 4ᵉ jour.

Le 4ᵉ jour. Peau chaude ; pouls petit, fréquent, 128 ; frisson dans la nuit ; facies cholérique ; yeux vitreux, langue souple et large ; ventre tendu, douloureux ; pas de garde-robes.

De temps en temps, grandes douleurs dans l'utérus ; lochies rouges ; matières putrilagineuses dans l'écoulement lochial, d'une odeur fétide ; écoulement lochial peu abondant ; rien du côté des mamelles.

La pauvre femme se sent mortellement frappée, elle craint de mourir, pas pour elle, mais pour ses petits enfants.

Le 5ᵉ jour, pouls petit, fréquent, 140 pulsations.

Visage profondément altéré, pâleur extrême, yeux excavés, langue sèche et fendillée ; ventre tendu et douloureux ; vomissements bilieux, abondants ; conservation de l'intelligence et des sens ; lochies *ut supra* ; rien du côté des mamelles. Mort dans la soirée.

Autopsie. — Marbrures de toute la surface du corps, particulièrement de la face.

Ouverture du ventre. Péritonite ; injection arborescente du péritoine pariétal et viscéral ; sérosité purulente dans la cavité abdominale.

La matrice a le volume des deux poings réunis ; épaisseur des parois considérable, surtout au niveau de l'insertion placentaire. Col de l'utérus complétement ramolli ; état sanieux de toute la cavité utérine. Détritus organiques ; aspect noirâtre, gangréneux, de la face interne de la matrice. Sinus largement béants au niveau de l'insertion placentaire, et contenant une certaine quantité de matières putrides, analogues à celles qui étaient contenues dans la cavité de l'utérus.

Rien dans le foie, les reins ; la rate est augmentée de volume et ramollie. Cœur et poumons sains ; un peu de sérosité citrine dans les plèvres, sans trace d'inflammation sous-pleurale.

Cerveau. Rien à noter.

Sang noirâtre, diffluent, *odeur gangréneuse* (?).

Nous croyons reconnaître dans l'anatomie pathologique de cette observation , un exemple de putrescence de la matrice (Boër), de ramollissement gangréneux (Luroth), de métrite gangréneuse (Danyau).

Est-il besoin d'attirer l'attention sur la grande quantité de sanie putride, d'odeur gangréneuse , renfermée dans la cavité de l'utérus, de faire remarquer que dans les sinus utérins nous retrouvons une grande quantité de cette sanie gangréneuse , et qu'une partie de cette sanie a pu pénétrer dans le torrent circulatoire ; les veines utérines, ovariques et hypogastriques, ne nous ont montré aucun obstacle dans leur parcours.

La femme V... éprouve un frisson violent qui semble indiquer le commencement de l'intoxication : lochies fétides, putrilagineuses, peu abondantes , retenues en partie dans la cavité utérine; grandes douleurs utérines , pouls petit, facies décomposé. Mort le 5e jour. Les observations recueillies par M. Danyau ont une ressemblance frappante avec celle de la femme V... Quelle part dans l'étiologie faut-il accorder à l'hémorrhagie utérine, et à l'introduction de la main pour arrêter cette hémorrhagie?

Quant à la péritonite , se reporter aux considérations générales que nous avons données sur l'étiologie de l'inflammation du péritoine chez les femmes en couches.

OBSERVATION VI.

Infection putride.

N° 11 , salle Sainte-Anne. Entrée le 30 mars , morte le 7 avril 1856. Primipare, cheveux châtains foncés , très-bonne santé; grossesse assez bonne. Saignée deux fois pendant sa grossesse, parce que, dit-elle, le sang l'étouffait. Durée du travail, dix heures ; délivrance facile, perte de sang assez abondante.

Le 1er jour , rien à noter.

Le 2e jour. Frisson avec fièvre de lait ; dureté extrême de la matrice , qui est volumineuse ; tranchées suivies de l'expulsion de caillots sanguins ; presque point d'écoulement lochial.

Le 3e jour. Vomissements bilieux , pas de garde-robes. (Ricin et lavements.) Matrice très-dure , beaucoup de tranchées. (Sangsues à l'hypogastre.) Lochies

rouges, abondantes; continuation de la sécrétion laiteuse; nouveaux vomissements.

Le 4ᵉ jour. Pouls fréquent, 128, assez fort; faciès assez bon; langue blanche,
piquetée de rouge. Ventre souple, si ce n'est au niveau de la matrice; deux selles
diarrhéiques. Matrice à droite, au niveau de l'ombilic; dureté de cet organe, qui
est resté mobile et douloureux à la pression. Écoulement lochial plus abondant;
les tranchées ont cessé depuis l'application des sangsues. Lochies rosées et séreuses, ont peu d'odeur; il y a eu un vomissement bilieux. Seins douloureux et
remplis de lait.

Nouvelle application de sangsues à l'hypogastre.

Le 5ᵉ jour. Même fréquence du pouls, assez résistant; visage meilleur qu'hier;
langue un peu rouge, un peu sèche. Ventre légèrement tendu, une garde-robe;
lochies rosées et séreuses, peu abondantes, commençant à prendre de l'odeur.

Pas de nouveau frisson; les reins sont volumineux et flasques. Suppression du
lait; l'enfant refuse le sein.

Le 6ᵉ jour. Nouveau frisson; pouls plus petit, dépressible, plus fréquent (136);
visage mauvais, yeux excavés; saillie des pommettes; teinte jaune générale de la
figure, pupilles dilatées; bouche mauvaise, langue rouge et sèche; ventre ballonné, diarrhée; lochies sanieuses, infectes, peu abondantes; seins flasques; quelques gouttes de lait exprimées du mamelon prouvent qu'il est sans amertume.

Le 7ᵉ jour. Pouls petit, filiforme, facilement dépressible, fréquent (148); expression de la mort sur le visage. Mort dans la matinée.

Autopsie, vingt-deux heures après la mort.

Embonpoint de tout le corps.

Incision cruciale de l'abdomen. Rapports normaux de tous les organes; tympanite intestinale peu considérable; sérosité albumineuse, flocons pseudo-mem-
braneux dans le péritoine.

Matrice médiane de la grosseur d'un œuf d'autruche; épaisseur des parois
considérable, 3 à 4 centimètres; col ramolli et déchiré; insertion placentaire à
surface déchiquetée; sinus utérins béants, communiquant directement avec la
cavité utérine, qui est remplie de sanie putride. En quelques points de la surface
placentaire, un peu de pus; point de pus dans les trompes; point d'altération
des veines ovariques; les veines hypogastriques, iliaques et cave inférieure, sont
saines: la membrane interne de ces vaisseaux est transparente, sans injection
vasculaire; point de caillots oblitérants.

Rien dans le ligament large du côté gauche; mais à droite, on trouve un peu
de pus collecté au niveau du confluent des sinus utérins. Une dissection attentive nous donne la conviction que le pus est situé dans les mailles du tissu cellulaire et non dans les veines ni les vaisseaux lymphatiques.

Le cerveau n'a point été examiné. Poumons sains ainsi que les plèvres; aucune trace d'altération aiguë ni chronique.

Un peu de sérosité dans le péricarde; rien dans le cœur, dans le foie; rate ramollie et augmentée de volume.

OBSERVATION VII.

Infection putride; aspect gangréneux de la surface interne de la matrice.

N° 1 de la salle Sainte-Anne. Entrée le 16 mars, morte le 23. Cette jeune femme a déjà eu un enfant; tempérament sanguin, santé bonne. Grossesse facile; travail normal, onze heures de durée, première position de la tête; délivrance normale.

Les deux premiers jours se passent sans accidents.

La matrice était volumineuse, mobile, et remontait jusqu'à deux travers de doigt au-dessus de l'ombilic; oblique à droite. Pas de tranchées ni de caillots; lochies peu abondantes, rouges, sans odeur.

Le 3e jour. Frisson et fièvre de lait; seins gonflés, beaucoup de lait; sueur de la femme en couches.

Le 4e jour. Pouls petit, fréquent (96-100); facies congestionné; langue large, humide, un peu jaune.

Matrice au niveau de l'ombilic, dure; douleurs continues, spontanées, très-grandes à la pression; la lactation persiste; seins toujours gonflés; lait abondant, douleurs aux aisselles.

Le 5e jour, fétidité des lochies.

Le 6e jour. Pouls petit, fréquent (132); il y a eu du frisson hier dans la soirée; facies jaunâtre, pommettes colorées, regard abattu, strabisme convergent, diplopie verticale.

Langue blanche sur le milieu, jaunâtre sur les bords.

Ventre douloureux dans la fosse iliaque droite; diarrhée abondante, tranchées utérines; lochies rouges, sanieuses, très-abondantes, d'une fétidité extrême.

36 inspirations à la minute, soupirs; seins flasques, lait supprimé.

Le 7e jour. Absence du pouls radial; face jaunâtre, yeux très-excavés; ventre tendu, diarrhée; strabisme convergent persistant; sueurs froides; la malade parle sans cesse. Mort.

Autopsie. — Abdomen. Sérosité louche, jaunâtre, très-abondante, dans la cavité abdominale; liquide épanché d'une odeur fétide; point de flocons albumino-purulents.

Péritonite caractérisée par une injection vasculaire sur le péritoine pariétal et viscéral ; adhérences de plusieurs anses intestinales ; un peu de tympanite ; le foie offre sa texture et sa coloration normales ; point d'abcès métastatiques ; rate molle. L'intestin ouvert montre une très-grande quantité de valvules conniventes ; point d'altération des follicules ni des glandes de Peyer ; un peu de ramollissement de la muqueuse.

Organes génitaux. Matrice du volume des deux poings réunis, occupant tout le petit bassin, et dépassant d'un travers de main le détroit supérieur ; consistance mollasse. La matrice ouverte, on observe un tissu musculaire sain ; les sinus n'offrent aucune altération ; le col est ramolli et déchiqueté, d'une teinte rougeâtre et verdâtre ; toute la surface interne de l'utérus est en putrilage, d'une couleur roussâtre et verdâtre par places ; le cercle placentaire offre plusieurs sinus oblitérés à leur orifice par des caillots sanguins ou par une membrane très-lisse, très-mince, d'aspect séreux ; d'autres sinus, au contraire, sont largement béants ; rien dans les veines ovariques ni dans les veines hypogastriques ; le cœur et les poumons, ainsi que le cerveau et ses enveloppes, n'offrent point d'altérations pathologiques.

Dans les livres classiques, on trouve peu de renseignements sur les phénomènes physiologiques qui se passent dans l'utérus pendant les trois premières semaines qui suivent l'accouchement, rien sur le mode de réparation de la plaie placentaire, rien sur son mode de cicatrisation. De plus les auteurs qui ont donné des relations de fièvre puerpérale n'ont pas toujours fait remarquer les différences anatomo-pathologiques de l'utérus chez les femmes qui succombaient à la fièvre puerpérale. L'attention, depuis quelques années, était peu portée sur l'utérus des femmes en couches. L'entité morbide, fièvre puerpérale, rendait presque superflues les recherches anatomopathologiques, qui n'étaient plus que secondaires dans la question. Notre but n'a pas été de combler cette lacune ; nous avons seulement voulu établir combien grande était la différence d'aspect du cercle placentaire chez des femmes qui mouraient d'infection putride ou purulente, et chez celles qui mouraient par une cause indépendante ou pour le moins fort éloignée de l'état puerpéral.

OBSERVATION VIII.

Péritonite suraiguë déterminée par traumatisme à la suite de manœuvres obstétrica'es.

Mathilde B... est entrée salle Sainte-Anne dans le courant du mois de juin. Dans les derniers jours du mois de juin, elle ne sentit plus remuer son enfant; l'auscultation ne permit plus de retrouver les bruits cardiaques du fœtus; le toucher vaginal faisait reconnaître que ce n'était point la tête qui se présentait.

Le 6 juillet, Mathilde B... éprouva quelques douleurs, qui se suspendirent, pour ne plus reparaître que le 9 *juillet*. Après la rupture de la poche, écoulement d'eaux verdâtres sans odeur; présentation de l'épaule droite, procidence du cordon et du bras droit. Version: grande difficulté pour extraire la tête, délivrance facile; la femme avait beaucoup souffert, le travail avait été long, les manœuvres difficiles. Le lendemain de son accouchement (10 juillet), agitation extrême; la figure exprime une grande inquiétude; grandes douleurs dans le ventre et surtout dans le petit bassin. Bientôt (le soir du 10 juillet) symptômes d'une péritonite suraiguë, avec tympanite intestinale considérable; battements du cœur irréguliers, respiration haletante.

Le 6e jour (15 juillet). Pouls petit, irrégulier, difficile à sentir, fréquent (132); langue blanche, ventre ballonné, respiration costale supérieure; affaiblissement du pouls extrême, extrémités froides; intelligence intacte jusqu'au dernier moment. Mort dans la soirée.

Autopsie, trente-six heures après la mort.

1º Cavité crânienne. Cerveau sain; un peu de piqueté; point d'injection des méninges, point d'épanchement séreux dans les ventricules.

2º Cavité thoracique. Poumons et cœur sains; point d'épanchement dans les plèvres ni dans le péricarde.

3º Cavité abdominale. Tympanite intestinale considérable.

Épanchement considérable, dans la cavité péritonéale, d'une sérosité jaunâtre trouble; point de dépôts ni de tractus albumino-purulents. Les intestins enlevés, on remarque que le tissu cellulaire sous-péritonéal, dans les fosses iliaques droite et gauche, est œdématié et rempli de sérosité lactescente.

Point d'injection considérable du péritoine, mais plutôt des arborisations dues à l'entravement de la circulation; dans la fosse iliaque gauche, on remarquait des traces d'ecchymoses sur le péritoine, qui était piqueté, tacheté de sang noir; dans le tissu cellulaire de cette même région, du pus non collecté.

C'est surtout dans le petit bassin que se rencontrent les altérations les plus graves ; tout le tissu cellulaire qui relie les différents organes aux parois osseuses est infiltré d'une sérosité purulente, et présente par places, surtout du côté gauche, des traces manifestes de violentes contusions, dépôts sanguins en nappe; du côté droit du petit bassin, mêmes altérations, mais moins prononcées.

Organes génito-urinaires. Vagin à peu près intact dans sa partie moyenne, mais, au niveau du cul-de-sac postérieur, il y avait une déchirure du vagin et du col utérin, à droite.

Le col utérin était fortement ecchymosé et présentait grand nombre de petites déchirures.

L'utérus avait 14 à 15 centimètres dans son plus grand diamètre, 8 à 10 centimètres de diamètre transversal ; ses parois avaient 2 à 3 centimètres d'épaisseur.

La surface interne de l'utérus était d'un blanc brillant, légèrement villeuse: la portion placentaire paraissait seule altérée; le cercle placentaire était peu marqué : de place en place, on remarquait de petits caillots sanguins qui faisaient saillie sur la surface placentaire et oblitéraient l'ouverture des sinus. Ces petits caillots, de la grosseur d'une plume de corbeau, n'avaient pas plus d'un centimètre de longueur; leur coloration était uniforme; ils étaient d'un rouge foncé, présentant tous la même consistance et n'adhérant au sinus qu'au niveau de l'ouverture, qui semblait les étrangler. Si l'on disséquait les veines utérines, leur membrane interne était d'un blanc rosé, sans aucune trace d'inflammation, sans caillot à leur intérieur ; les ligaments larges ne présentaient aucune trace de pus.

OBSERVATION IX.

Péritonite suraiguë ayant rapidement amené la mort.

N° 2, salle Sainte-Anne; jeune femme de 19 ans. Accouchement terminé par le forceps, à cause de la lenteur des douleurs; point d'hémorrhagie considérable, après l'accouchement.

Pendant les quatre premiers jours, les suites de couches sont normales ; la malade avait de l'appétit, les lochies étaient rosées, sans mauvaise odeur.

Le 5ᵉ jour. Douleur à l'hypogastre; il y a eu du frisson dans la nuit précédente; fréquence du pouls (100); globe utérin douloureux au toucher, langue bonne; point de mauvais goût dans la bouche; lochies toujours rosées, abondantes, sans mauvaise odeur. — Sangsues à l'hypogastre, huile de ricin; diète.

Le 6ᵉ jour. Rémission de la douleur ; pouls , 84, plein. La malade a dormi la nuit, elle n'a pas eu de nouveau frisson ; les traits ne sont point altérés ; point de vomissements, intelligence entière ; continuation de l'écoulement lochial, qui n'est point fétide et qui commence à devenir purulent.

Le 7ᵉ jour, rien de nouveau.

Le 8ᵉ jour, frisson violent, douleur très-vive dans tout l'abdomen. Dans la nuit du huitième au neuvième jour, la malade meurt subitement après avoir jeté un cri.

Autopsie. — Point d'hémorrhagie cérébrale, un peu de piqueté seulement ; point de trace d'inflammation des méninges, pas de sérosité dans les ventricules.

Organes thoraciques. Poumons sains ; un peu de sérosité dans les plèvres.

Cœur normal, point de rupture ; péricarde entièrement sain ; point de trace d'inflammation aiguë ni chronique. Un caillot fibrineux dans le ventricule gauche, adhérent aux colonnes charnues du cœur. Aspect normal de l'endocarde ; rien du côté des orifices cardiaques.

Cavité abdominale. Péritonite généralisée ; injection du péritoine viscéral et pariétal ; sérosité rougeâtre et louche dans la cavité péritonéale ; point de dépôts albumino-purulents, comme cela s'observe si souvent chez les femmes qui meurent de péritonite puerpérale.

Matrice de la grosseur d'une tête de fœtus à terme ; très-peu d'injection du péritoine utérin ; tissu charnu de la matrice intact ; point de phlébite utérine, point de pus dans le ligament large ni autour des ovaires.

La surface interne de l'utérus est saine ; lavée, elle présente une coloration blanc bleuâtre, analogue à la coloration de la sclérotique ; on remarque par places un chevelu flottant, qui donne à la surface interne un aspect velouté. Le cercle placentaire offre un très-grand nombre de caillots sanguins, qui oblitèrent les orifices des sinus utérins. Point de purulence de ces caillots ; point de matières putrides enfermées dans la cavité de la matrice ; veines du col saines ; les trompes et les pavillons présentent une injection très-vive ; mais, malgré tout le soin que nous avons apporté à disséquer les trompes utérines, nous n'y trouvâmes point de pus.

OBSERVATION X.

Tympanite intestinale ; examen de la matrice quatorze jours après l'accouchement.

Entrée le 5 mars 1856, Émilie B..., morte le 8 avril, ne présente rien à noter pour les antécédents, si ce n'est de l'œdème des membres inférieurs ; point d'albumine dans les urines, point de convulsions, point d'hémorrhagie pendant la grossesse; outre l'œdème des membres inférieurs on remarque une tympanite intestinale considérable. Cette femme a bon appétit, et se lève tous les jours en attendant son accouchement.

Le 24 mars, dans la nuit, accouchement normal; point d'hémorrhagie, point de frissons. Les suites de couches sont normales; pouls régulier, plein, 80 à 100 pulsations; point de signes d'inflammation d'aucun organe; intelligence intacte; point de frisson, point de fièvre de lait, point de lait.

Tout à coup la malade, qui s'inquiétait de l'enflure de ses jambes et des grandes lèvres, est prise de tristes pressentiments; sa figure exprime l'inquiétude; la langue est devenue rouge et sèche; le pouls conserve la même fréquence (100) et la même force. On renouvelle plusieurs fois l'examen des urines; point de traces d'albumine ni de sucre. La tympanite augmente; la sonorité abdominale remonte jusqu'au quatrième espace intercostal; la malade a eu une épistaxis la nuit dernière, 7 avril. L'asphyxie est progressive, avec le refoulement du diaphragme dans la poitrine. Respiration abdominale nulle; respiration costale supérieure seule apparente. La circulation veineuse est considérablement embarrassée; veines jugulaires gonflées. Mort par asphyxie, le 8 avril 1856.

Autopsie. — Teinte rouge bleuâtre de la face; tympanite instestinale jusqu'au quatrième espace intercostal; la rate, le foie, et l'estomac, sont refoulés avec le diaphragme vers la cavité thoracique. La tympanite porte surtout sur le gros intestin, qui a acquis un volume énorme; la distension de ses membranes est telle que l'on distingue très-facilement les fibres circulaires de l'intestin.

Rien du côté des parenchymes; les reins ont leur volume et leur aspect normaux; la rate est peu volumineuse; le foie ne présente point d'altération.

Le cerveau est intact; les sinus cérébraux sont remplis de sang. Le cœur droit renferme de gros caillots sanguins noirâtres; ses parois paraissent distendues, et sa cavité plus considérable qu'à l'état normal.

La matrice offre une hauteur de 14 à 16 centimètres sur 10 à 12 centimètres de diamètre transversal; consistance normale. Parois épaisses, mais d'un blanc rose et brillant à la coupe; sinus revenus sur eux-mêmes; leur membrane interne est transparente, et offre la coloration des parois internes. L'examen de la membrane interne permet de constater qu'un travail réparateur s'est déjà fait: 1° sur toute la surface interne de l'utérus, 2° sur le cercle placentaire (treizième jour de l'accouchement). La surface interne de l'utérus est lisse, douce au toucher, d'un blanc luisant.

Le cercle placentaire présente les particularités suivantes : on voit que la plupart des orifices des sinus sont oblitérés par de petits caillots sanguins, et que là où il n'existe point de caillots, il y a une disposition telle des fibres musculaires, que les orifices sont fermés, et que les parois internes du vaisseau viennent s'adosser l'une à l'autre.

Rien dans les ligaments larges. Les veines ovariques, hypogastriques, iliaques, fémorales, et saphènes, sont intactes ; elles ne renferment point de caillots ; du sang fluide en occupe la cavité par places.

Ces trois observations établissent combien est différent l'aspect anatomique de l'utérus chez les femmes qui meurent d'infection putride ou purulente, et chez celles au contraire qui meurent d'accidents puerpéraux qui ne sont point sous la dépendance de la plaie placentaire.

Après avoir établi, dans le courant de cette dissertation, les conditions qui déterminent l'infection purulente et l'infection putride chez les nouvelles accouchées, après avoir décrit les symptômes et cherché à poser le diagnostic différentiel de ces deux infections générales, d'après le début et la marche des accidents observés pour chacune d'elles, il nous reste à mentionner les causes prédisposantes de ces affections. Parmi ces causes, les unes sont communes à l'infection purulente et à l'infection putride, les autres sont spéciales à chacune de ces infections.

Les causes communes sont l'impression du froid pendant et après l'accouchement, un travail laborieux, l'hémorrhagie utérine, l'extraction forcée du placenta, toutes les manœuvres obstétricales, la rétention d'une portion du placenta, qui demandera, pour être rejetée, un travail inflammatoire d'élimination, si le placenta est resté greffé sur la paroi utérine ; ajoutons la rétention de caillots sanguins qui pourront se putréfier dans l'intérieur de la cavité utérine, la rétention des lochies par cause de contraction de l'orifice interne du col, enfin la métrite quelle qu'en soit la cause.

Les causes de l'infection purulente seront la phlébite utérine, la suppuration abondante du cercle placentaire, et la rétention des lochies, qui pourront, comme le fait remarquer Dance, déterminer, par leurs propriétés irritantes sur la séreuse veineuse, une phlébite utérine.

Les causes de l'infection putride seront la rétention des lochies, de caillots en putréfaction, la gangrène de la matrice, et la métrite gangréneuse.

Le pronostic de ces deux infections générales est toujours fort grave, peut-être plus grave pour l'infection putride, à cause de la rapidité de sa production, que pour l'infection purulente. S'il est extrêmement rare de voir une terminaison heureuse, notons cependant que quelques auteurs disent l'avoir observée pour l'infection purulente.

Nous n'avons point à faire l'anatomie pathologique de l'infection purulente ; elle est chez la nouvelle accouchée ce qu'elle est chez l'amputé. Nous n'avons noté les abcès métastatiques que dans les poumons et le cerveau, les muscles et les articulations ; mais d'autres observateurs les ont rencontrés dans le foie et dans la rate.

Quant à l'infection putride, elle laisse presque toujours comme trace de son passage une augmentation de la rate avec ramollissement de cet organe. Souvent l'on observe aussi des ecchymoses pulmonaires, superficielles, miliaires, et toujours une diffluence du sang très-remarquable.

La péritonite avec ou sans épanchement albumino-purulent nous a paru une lésion très-fréquente ; les plèvres ont été aussi très-souvent le siége d'épanchements séro-purulents.

Le traitement de l'infection putride ou purulente est préventif et curatif. Le premier a des chances de succès ; il consiste à éloigner avec soin toutes les causes prédisposantes que nous avons énumérées plus haut : mettre la femme en travail dans des conditions favorables, éviter toute cause morale vive ; éviter aussi toute cause de refroidissement ; aider avec grande prudence le travail ; ne pas se hâter de délivrer la femme, et surtout ne point exercer de violentes tractions sur le placenta ; attendre de nouvelles douleurs pour faire la-délivrance ; ne pas hésiter à introduire la main pour extraire le placenta après rupture du cordon , ou pour débarrasser la matrice de caillots volumineux ; rappeler les lochies par l'application des sangsues à l'hypogastre, etc.

Le traitement curatif devra être dirigé contre la phlébite utérine et la métrite quand on en aura établi le diagnostic ; les saignées locales et générales ont souvent arrêté une inflammation de la matrice au début.

L'infection purulente une fois confirmée, le traitement devient bien difficile : signalons l'alcoolature d'aconit et le sulfate de quinine, dont on devra toujours tenter l'administration.

Quant à l'infection putride, on pourra avoir recours aux injections utérines pour laver et déterger la cavité utérine. Ces injections dans la matrice sont recommandées par M. Hervez de Chégoin ; Recollin (*Mémoires de l'Académie de chirurgie*) les a employées avec succès dans les cas de rétention des lochies , de tension , de douleur vers l'utérus, et de métrite confirmée. Pour être faites convenablement, ces injections exigent beaucoup de soins et une certaine habitude ; l'eau tiède semble remplir la principale indication.

Le traitement général de l'infection putride réclame l'administration des toniques et des antiseptiques ; on devra surtout insister sur l'emploi du quinquina et de ses diverses préparations.

CONCLUSIONS.

Dans un certain nombre d'observations, la fièvre puerpérale offre une similitude parfaite dans ses symptômes et dans sa marche avec les symptômes et la marche de l'infection purulente des amputés : début brusque, frissons erratiques et multiples , dépôts multiples de pus dans les organes parenchymateux et dans les cavités séreuses et synoviales. Point de départ , une phlébite utérine, ou une vaste plaie placentaire suppurante en contact avec des sinus béants, qui ne présentent que rarement des caillots oblitérateurs.

7

D'autres fois, symptômes d'infection générale, rapide, sans collection purulente dans les veines utérines; mais altération sanieuse, gangréneuse, de la matrice; sanie abondante et d'une grande fétidité dans la cavité utérine; sinus utérins béants, matière sanieuse et fétide contenue dans les veines utérines.

Dans le premier cas, une infection purulente; dans le second, une infection putride. Point de départ commun, la surface interne de la matrice.

www.ingramcontent.com/pod-product-compliance
Ingram Content Group UK Ltd.
Pitfield, Milton Keynes, MK11 3LW, UK
UKHW020035080726
13614UKWH00004B/1783